THÈSE

POUR LE DOCTORAT,

PAR

EUGÈNE FAIN,

AVOCAT A LA COUR ROYALE DE PARIS.

Paris.

IMPRIMERIE ET FONDERIE DE FAIN, RUE RACINE, N°. 4.

JUILLET M. DCCC. XXXI.

THÈSE
POUR LE DOCTORAT.

L'Acte Public, sur les matières ci-après, sera soutenu le samedi
30 juillet 1831, à sept heures et demie du matin,

PAR

EUGÈNE FAIN,

AVOCAT A LA COUR ROYALE DE PARIS.

Président : M. BUGNET, professeur.

Suffragans...... MM. PONCELET.
ROYER-COLLARD·
PELLAT.
BRAVARD, suppléant. } Professeurs.

Le candidat répondra en outre aux questions qui lui seront faites sur les autres
matières de l'enseignement.

PARIS.

IMPRIMERIE ET FONDERIE DE FAIN, RUE RACINE, N. 4.

M. DCCC. XXXI.

A MON PÈRE.

JUS ROMANUM.

DE JUREJURANDO.
[*ff.* Lib. XII, Tit. II.]

DE IN LITEM JURANDO.
[*ff.* Lib. XII, Tit. III.]

DE CONFESSIS.
[*ff.* Lib. XLII, Tit. II.]

DE EXCEPTIONE REI JUDICATÆ.
[*ff.* Lib. XLIV, Tit. II.]

DROIT FRANÇAIS.

CODE DE PROCÉDURE CIVILE.
[Part. Ire., Liv. IV, Tit. Ier.]

DE LA TIERCE OPPOSITION.

ART. 474 à 479.

CODE CIVIL.
[Liv. III, Tit. III, Chap. VI.]

DE LA PREUVE DES OBLIGATIONS ET DE CELLE
DU PAIEMENT.

ART. 1315 à 1369.

JUS ROMANUM.

DE JUREJURANDO

SIVE VOLUNTARIO, SIVE NECESSARIO, SIVE JUDICIALI.

[*ff.*, Lib. **xii**, Titre 2:]

JUREJURANDO illato vel relato et præstito, actori actionem in factum, reo quidem exceptio competit. [Inst., lib. iv, tit. vi, de Action., § xi, et tit. xiii, de Exception., § 4. — L. 5, § 2, 9, 29, nost. tit. — L. 56, *ff.* de Re judic.]

Jusjurandum autem ex conventione proficiscitur et speciem transactionis habet; quinetiam defertur extra judicium, quo scilicet casu non referri potest. [**L.** 2, 17, 25, etc., nost. tit. — L. 1, Cod. de Reb. credit. et jurejurando.]

Hinc is tantùm qui liberam rerum suarum administrationem habet, jusjurandum deferre potest; exempli gratiâ, pupillo non obstabit exceptio. [L. 17, 34 § 2, nost. tit. — L. 1, Quar. rer. act. non dat.]

Sæpiùs quoque procurator deferens non audiendus erit. [L. 18, 17, nost. tit.]

At cuilibet personæ jusjurandum deferri potuisse patet, nisi prisco jure sacerdotem Vestalem Flaminemque Dialem attendas, quibus jurare religio fuit. [L. 14, nost. tit. — Gell., Noct. attic. 16. — Poth. ad Pandect., nost. tit.]

Notandum inter partes determinari per quod juraretur : si de qualitate juramenti fuerit dubitatum, conceptio ejus judicantis est. [L. 34 § v, nost. tit.]

Quondam solemne dicebatur per Jovem Lapideus : « Si sciens fallo, » tùm me Diespiter, salvâ urbe arceque, bonis ejiciat, ut ego hunc lapidem. [Festus in verb. Lapid. — Poth. ad Pandect., nost. tit.]

Cæterùm et ad pecunias et ad omnes res locum habet. [L. 34, nost. tit.]

Jurare autem *de calumniâ* debent ferè omnes qui jusjurandum de-

ferunt. [L. 34 § 4. — Inst. lib. iv, tit. xvi, de Pœnâ temerè liti-
gant., § 1.]

Et rursùs delatâ in jure conditione jurisjurandi, reus debet aut
jurare aut jusjurandum adversario, qui illud detulit, referre. [L. 34
§ vi et vii, 37 nost. tit.—L. 9, Cod. h. t.]

Tunc quod refertur fit *necessarium*. [Poth. ad Pandect., nost. tit.
— Non consonat *Voët*, nost. tit., n°. 27.]

Enimverò *judiciale* jusjurandum vocatur quod ab ipso judice in
dubiis causis defertur. [Ibid. — Add. L. 31, nost. tit. — L. 3, Cod.
de Reb. credit. et jurejurando.]

Ex hoc quidem jurejurando minor auctoritas. [L. 31, nost. tit.]

Utrumque strictam quàm maximè recipit interpretationem ne exten-
datur ultrà rem aut casum de quo juratum est. [L. 28, nost. tit.]

Sequitur species jurisjurandi Judicialis quæ dicitur in litem.

DE IN LITEM JURANDO.

[*ff*. Lib. xii, Tit. 3.]

Hoc jurejurando in litem *a solo judice* delato aliquis rem suam aut
sibi debitam æstimat. [L. 4 § 1, nost. tit.]

Interdùm *quod intersit agentis*, interdùm *quanti in litem juraverit actor*,
æstimatur : hoc *affectionis*, illud *veritatis* jusjurandum appellatur; quæ
quidem distinctio, etsi nonnullis displiceat, nobis servanda videtur.
[Voët., ad Pandect., nost. tit., n°. 1 et 2. — Contrà Strab. et Vissembach.
— Utramque sine commentario sententiam breviter notat Poth., ad
Pandect., nost. tit. — *Veritatis*. Ex. : L. 2, 3, 5, 9, nost. titul. — *Affectionis*. Ex. : L. 2, 8, nost. tit.]

Tamen constat, si quæratur verè quanti res est, sæpiùs a judice
æstimationem faciendam. [L. 4 § 4; 5 § 3, nost. tit.]

Is demùm vulgò præsumitur jurare debere qui litem suo nomine
contestatus est, alium non pose nisi fortè in tutelari causâ. [L. 7 § 4,
nost. tit.]

DE CONFESSIS.

[*ff*. Lib. xlii, Tit. 2.]

Confessos in jure pro judicatis haberi placet. [L. unic., Cod. h. t.]

Undè ex eâ re actio non datur, sed ad solutionem quocumque con-
fessus compellitur. [Paul. sentent. L. 2, tit. 1. — Poth., nost. tit.]

(7)

Requiritur autem ut de suo quisque, non alieno facto confiteatur,
nec per errorem : scilicet error circà factum proprium nocet. [Ex. L. 4,
nost. tit.] Error ex alieno facto non nocet. [Ex. L. 8 , nost. tit.]

Et quidem qui factum novit, jus autem ex illo ignoravit, frustrà
recedi a confessione desiderabit. [Ex. L. 3 , 5 , nost. tit.]

Ampliùs exigitur ut de re certà sit confessio [L. 6 § 1 , nost. tit.]; et
ex eo proficiscatur qui proprio nomine conventus est : procuratores
vel tutores fateri non sufficit , nec non minor a confessione suà res-
tituitur. [L. 6 § 4 et 5 , nost. tit.]

DE EXCEPTIONE REI JUDICATÆ.

[ff. Lib. XLIV, Tit. 2.]

Publicè interest ut judicatis rebus auctoritas contineatur. [L. 63 § 2 ,
ff. ad Senat. — Cons. Treb. — Cicer. óratio pro Syllà, cap. 22. — L. 6, in
fine, nost. tit.]

Est autem necessaria exceptionis allegatio, per quam adjuvari debes,
[Inst. , lib. IV, tit. XIII, § v.]

Quæ ità agenti obstat, si de eàdem re et ex eàdem petendi causà inter
eosdem quæstio revocetur. [L. 3 , 14, nost. tit.]

Eadem res intelligitur quoties quæritur idem corpus, verbo latiùs
accepto [L. 12, 14, nost. tit], etsi partem [L. 7, 14], veluti speciale
corpus ex grege [L. 21], arbores ex fundo [L. 7], aut insulam quæ
accessit [L. 9], vel causalem usumfructum petam [L. 21 § 3]. Quin
etiam de fructibus et de partu exceptio nocet. [L. 7 § 1 et 3 , nost. tit.]

Enimverò de eàdem petendi causà obiter notandum eamdem esse,
licet non eàdem actione, sed alio judicii genere eadem quæstio versaretur.
[L. 7, § 4.] Eamdem causam facit etiam origo petitionis. [L. 11 , § 4,
nost. tit.]

Hùc pertinet inter actiones in personas aut in rem quædam distinctio,
scilicet quia in rem agens, non expressà causà, omnes causas unà
petitione adprehendere censetur, dùm singulas obligationes singulæ
causæ sequerentur. [L. 14.] Statim subjiciendum indistinctè, causà
adjunctà, si posteà ex aliâ petatur, agentem non debere summoveri.
[L. 11 § 2, nost. tit.]

Pariter exceptioni judicatæ rei non erit locus si posterior emerserit
causa. [L. 11 § 4, 25, nost. tit.]

Denique inter *easdem personas* litem renovatam finge : quo casu deficiente, inter alios res acta erit et mutatione personarum alia atque alia fiet. [L. 1, 22, nost. tit. — *Poth.*, *Trait. des oblig.*, *part. iv*, *chap. iii, n°. 58.*]

Undè regulariter res cum uno ex heredibus judicata coheredi objici non potest; tamen ne aliquid discrepans circà libertatem accideret, illam competere placuit, indemnitate æstimatâ. [L. 29., nost. tit. — L. 30 *ff.* de Liberal. caus.] Inter enim pares sententias clementior severiori præfertur. [Pauli sentent. , tit. xii, Eg▓▓, p. 93.]

Similiter lis etiam renovari videtur si jus individuum , putà servitus , debeatur, adversùs exceptionem rei judicatæ replicatione de dolo servatâ. [L. 19, *ff.* Si servit. vindic. — *Poth.*, *Trait. des oblig.*, *part. iv*, *chap. iii, n°. 59.* — Cujas, de dolo malo, ad leg. 7, *ff.* 9.)

Quid si Claudius Felix eumdem fundum tribus obligaverit ? Pone primum superatum esse apud judicem a tertio creditore : quæritur an secundo res judicata nocuerit ? [L. 16 , *ff.* Qui potiores. — Cujas, ibid. — Recitationes ad Pandect. , ibid. n°. 22.]

Denique generaliter statuendum est prodesse et nocere cuilibet successori rem cum auctore judicatam, retrò autem ab emptore ad auctorem reverti non debere. [L. 9., *ff.* 2 , nost. tit.]

(Latiùs de litis renovatione inter *easdem personas* quæritur infrà in, thes. Cod. civ. , art. 1351.)

DROIT FRANÇAIS.

CODE DE PROCÉDURE CIVILE.

[Partie Ire., Livre IV, Titre Ier.]

DE LA TIERCE OPPOSITION.

ART. 474 à 479.

LE droit de former tierce opposition est la faculté d'intervenir dans l'exécution d'un jugement, lorsqu'il porte préjudice à une partie qui n'a pas été appelée, art. 474; soit qu'elle ait dû l'être ou non. [B. C. , 15 juillet 1822. — Contr. B. C., 12 et 21 fév. 1816.]

Il faut, d'une part, que l'on éprouve un préjudice réel ; par exemple, un jugement rendu personnellement contre un des héritiers, n'ayant pas son effet à l'égard des cohéritiers, ceux-ci ne sont pas recevables à y former opposition tierce.

D'un autre côté, il est nécessaire que l'intéressé ne soit pas tellement lié au sort de la partie condamnée que l'on puisse lui objecter l'autorité de la chose jugée. Sous ce rapport, les questions de droit les plus graves se présentent pour savoir quand la partie sera réputée avoir contre elle *l'autorité de la chose jugée*. (Voir plus bas notre thèse sur le Code civil, article 1351.)

D'après la double condition exigée pour que l'on puisse former tierce opposition, l'on demande quelle sera son utilité, puisqu'elle est non recevable lorsqu'il y a *chose jugée*, et que dans le cas contraire le jugement *ne peut nuire* aux tiers, étant *res inter alios acta*.

Cette objection nous semble reposer sur une équivoque : sans doute *la chose jugée* ne nuit pas aux tiers, en ce sens que le jugement ne pourra leur être imposé comme *vérité* ; mais l'exécution du jugement peut préjudicier aux droits de ces tiers. Par exemple, les copropriétaires, les cocréanciers solidaires peuvent avoir intérêt à ce que la *chose* ne soit pas délivrée en vertu du jugement.

La loi romaine permettait aux fidéjusseurs *d'appeler*, bien que l'autorité de la chose jugée ne pût aucunement leur être opposée.... *A sententiá inter alios dictá.... fidejussores appellare possunt pro eo quo intervenerunt.* [*L.* 2 , *Cod. de Appel.*]

D'après l'article 164⊕ du Code civil , le vendeur pourra avoir intérêt à intervenir sur l'appel ou par tierce opposition , dans l'action en éviction intentée contre l'acheteur qu'il doit garantir : car il est souvent plus facile de faire gagner l'acquéreur que de prouver qu'il existait des moyens suffisans pour faire rejeter la demande. [1640 Code civ.; 466, 474 Code de proc.]

Enfin les jugemens dont il est parlé dans l'art. 548 du Code de procédure , tels que ceux prononçant une main-levée, une radiation d'inscription, etc. , *exécutoires par les tiers ou contre eux* , donneront lieu à la tierce opposition.

Considérée sous le rapport des formes de procédure , l'opposition tierce est soumise aux règles peu nombreuses des articles 475 , 476, 477 , 478 et 479; mais dont l'application n'est pas sans difficulté.

Notamment, devant quel tribunal doit-on porter la tierce opposition, si l'on veut s'opposer au jugement confirmé en appel ? [Art. 475 , C. de proc. — Bruxelles , 9 avril 1808. — Douai , 14 janvier 1825. — Contr. Limoges , 13 février 1816. — Florence, 26 décembre 1809. — Bourges , 7 juillet 1824.]

DROIT FRANÇAIS.

CODE CIVIL.

[Livre III, Titre III, Chapitre vi.]

DE LA PREUVE DES OBLIGATIONS ET DE CELLE DU PAIEMENT.

ART. 1315 à 1369.

Les preuves sont le complément nécessaire du droit : car un droit qui n'est pas prouvé n'est rien aux yeux de la justice. Il faut donc qu'il y ait un genre de preuve correspondant à chaque genre de droit. De là les preuves se divisent et se subdivisent naturellement comme les droits eux-mêmes. Les art. 324 et 1347, relatifs tous deux au commencement de preuve par écrit, se rapportent l'un au titre de la puissance paternelle, l'autre à la matière des contrats.

Le chapitre VI ayant pour but de constater d'une part l'existence, de l'autre l'extinction des droits qui se rattachent aux obligations, a une corrélation nécessaire avec la nature de ces droits. Selon que l'obligation naîtra d'une convention ou d'un fait, la preuve aura pour objet de constater le fait ou le contrat.

De même que pour prouver l'obligation il faut des preuves correspondantes à sa formation, de même pour prouver le paiement il faut des preuves correspondantes aux diverses extinctions de l'obligation : Ainsi autant il y a de manières de se libérer, autant il y a pour la preuve de faits différens à établir.

1315. ⹂ Le demandeur et le défendeur ont réciproquement leur preuve à fournir, l'un celle de l'obligation, l'autre celle du paiement. C'est ce qu'exprime notre art. 1315, qui est l'application générale de la loi Ire. au *Cod. de Probationibus : « Ut creditor, qui pecuniam petit nu-* » *meratam, implere cogitur; ita rursùm debitor, qui solutam affirmat,* » *ejus rei probationem præstare debet. »*

Celui qui réclame en vertu d'un acte où la cause n'est pas exprimée nous semble dispensé de la prouver, en ce sens seulement que l'acte, selon les expressions de M. Bigot Préameneu, *fait présumer* une cause légitime ; mais sauf la preuve contraire. [Art. 1131, 1132.]

2.

Celui qui réclame comme ayant payé ce qui n'était pas dû, doit prouver ce qu'il avance, même quand le défendeur aurait nié d'abord qu'il eût reçu. L'exception de la loi romaine 25, *ff. de Probationibus*, n'étant pas reproduite dans le Code, ne peut dispenser de la preuve, et ne peut être invoquée que comme une *présomption*. [Art. 1315, 1348, 1376.]

De même l'exception *non numeratæ pecuniæ*, « de pécune non nombrée, » passée du droit romain dans quelques coutumes, n'a plus lieu sous l'empire du Code. Cependant un décret du 17 mars 1808 l'appliquait aux juifs.

Dans le contrat de *louage* nous trouvons une dérogation aux règles sur la preuve : Le maître est cru sur son affirmation. [Art. 1781. *Voir* aussi le bail verbal, art. 1715, 1716.]

Le dépositaire est également cru sur sa déclaration s'il n'y a pas acte d'un dépôt volontaire au-dessus de 150 fr. [Art. 1924.]

A part les exceptions spéciales, il faut prouver. Examinons les différentes preuves que la loi admet et les conditions qu'elle exige pour la constatation des obligations.

SECTION Ire. — DE LA PREUVE LITTÉRALE.

1316. = Généralement les conventions doivent être constatées par des actes *en forme*, authentiques ou sous signature privée, ou au moins par quelque écrit émané de celui avec qui l'on a contracté ; dans le premier cas il y a *preuve complète* par la représentation de l'acte ; dans le second il y a *commencement de preuve*, ce qui autorise l'audition de témoins et les présomptions.

Hors de ces deux hypothèses vous n'avez aucune manière de prouver *en droit* : il faut s'en rapporter à la preuve morale, résultant de l'aveu ou du serment de l'adversaire.

1317. = Les *actes* doivent être *en forme*, c'est-à-dire que pour *faire foi* des conventions, ils doivent être revêtus de telles ou telles formalités, selon qu'ils sont passés devant des officiers publics ou simplement entre les parties.

§ Ier. *Du titre authentique.*

1317. = Les actes notariés sont spécialement régis par la loi du 25 ventôse an XI. Ils doivent être, à peine de nullité, 1°. reçus par *deux notaires* non parens ni alliés au degré d'oncle ou de neveu inclusivement, instrumentant dans le ressort; 2°. *datés*, revêtus de la *signature* des notaires, témoins et parties; 3°. il doit en rester *minute*, sauf pour quelques actes délivrés *en brevet*. Toutes les conditions de compétence sont de rigueur. On n'admet plus sur ce point la maxime : *Error communis facit jus.* [Art 68; 6, 8, 9, 10, 12, 14, 15, 20, 52 de la loi du 25 ventôse an XI.]

1318. = Les actes sous signature privée, par leur nature même, se trouvent dispensés de ces solennités. La signature des parties, et la mention du *fait double* ou l'*approbation* de la somme, sont les seules conditions de leur validité. Aussi y a-t-il quelquefois avantage à considérer les actes notariés, revêtus de la signature des parties, comme actes sous signature privée, et à leur donner à ce titre la force qu'ils ont perdue sous le rapport de l'authenticité par suite de quelque vice de forme. Cette transformation est expressément autorisée par l'art. 68 de la loi du 25 ventôse an XI et l'art. 1318 du Code civil.

Nul doute que dans ce cas exceptionnel la règle du *double* ne soit pas applicable : ici aucune différence n'est et ne pouvait être établie entre les actes unilatéraux et les actes synallagmatiques, comme on l'a observé lors de la discussion au Conseil d'état.

Plus tard nous examinerons si l'acte notarié, nul à raison de la forme, ne produit pas encore quelqu'effet lorsqu'il n'est pas signé ou qu'il ne l'est que d'une seule partie. [*Voir* art. 1335.]

1319. = Les actes authentiques sont exécutoires par eux-mêmes. Cependant aux termes de l'art. 19 de la loi du 25 ventôse an XI, et de l'art. 1319 du Code, *l'exécution est suspendue par la mise en accusation; en cas de faux principal et en cas d'inscription de faux faite incidemment, les tribunaux peuvent, suivant les circonstances, suspendre provisoirement l'exécution de l'acte.*

L'on a avancé dans la plupart des ouvrages que cet art. 1319 était contraire aux disposition sdu droit romain. [*L.* 2, *Cod. ad Leg. cornel. de Falsis.*]

Il nous semble que c'est avoir donné trop d'extension à une énonciation de Pothier [*Traité des obligations*, n°. 700]; il résulte seulement de la loi citée, que l'acte *peut* faire foi nonobstant l'accusation de faux, que l'on doit passer outre si le débiteur voulait seulement gagner du temps, par exemple retarder l'exécution de la chose jugée, sous prétexte de faux, *morandæ solutionis gratiâ.* [*L.* 2, *Cod. ad Leg. cornel. de Falsis.* — *L.* 31, *de Re judicatâ.*]

Si l'allégation de faux était sérieuse, le juge devait en connaître, *etiam judex pedaneus.* [*L.* 11, *Cod. ad Leg. cornel. de Falsis.* — *L.* 1, 4, *Si ex fals. instrument. judicat. sit.* — *L.* 2, *de Fide instrumenti.*].

En droit romain, comme aujourd'hui, le juge pouvait admettre comme preuve ou rejeter la pièce arguée de faux; la foi due au titre se trouvait également mise en question.

S'il existe quelque différence, c'est sur la première partie du § 2 de l'art. 1319. Par *la mise en accusation*, la force de l'acte est annulée, de telle sorte qu'il ne peut servir de base à un jugement, tandis que d'après la loi romaine la preuve civile semble toujours subordonnée à la volonté du juge malgré l'action criminelle. Mais cela vient plutôt de la différence des formes judiciaires que du droit lui-même; il est tout simple qu'un *arrêt* de mise en accusation ait plus de force que le simple fait d'accusation ou d'inscription. Chez nous *le criminel tient le civil en état.*

La disposition de l'art. 1319, qui laisse aux magistrats la faculté de suspendre l'exécution de l'acte argué de faux, n'est donc point contraire à la loi romaine, mais seulement à l'ancienne législation française, reproduite dans le décret du 6 octobre 1791, qui voulait que les actes des notaires fussent exécutoires nonobstant l'inscription de faux jusqu'à jugement définitif. [Loi du 6 octobre 1791, art. 13, tit. 1ᵉʳ., section 2.]

1319, 1320. = Considérés comme preuves des conventions, les actes authentiques et les actes sous signature privée, après la reconnaissance ou la vérification, produisent les mêmes effets : ils font foi, *entre les parties*, des conventions qu'ils renferment, et des énonciations qui ont un rapport direct avec la disposition.

A *l'égard des tiers*, il faut distinguer, comme on l'a dit, entre le *matériel* et le *moral* de l'acte. *Dumoulin* a réduit cette partie du droit à ce principe que l'acte prouve contre les tiers *rem ipsam*.

1321. ⊨ Quant à la *contre-lettre* qui dérogerait à l'acte, quel sera son effet ? Faisant cesser l'incertitude de la jurisprudence, l'art. 1321 pose en principe, que les contre-lettres n'ont point d'effet contre les tiers ; qu'elles *ne peuvent avoir leur effet qu'entre les parties contractantes*.

Mais cette disposition, par *forme négative*, dont l'esprit est de faire disparaître l'ancienne distinction entre les contre-lettres authentiques et les sous seings privés, a-t-elle voulu encore abroger l'article 40 de la loi du 22 frimaire an VII ? « Toute contre-lettre faite sous signature privée, » qui aurait pour objet une augmentation du prix stipulé dans un acte » public ou dans un acte sous signature privée précédemment enre- » gistré, est déclarée nulle et de nul effet.·»

Cette question a divisé les auteurs et la jurisprudence. [Cass., 10 janvier 1809 ; Rejet, 10 janvier 1819.] Bien que la faveur due aux conventions des parties ait fait pencher la balance contre le fisc, et malgré la discussion qui a eu lieu au Conseil d'état, nous pensons qu'il est plus conforme aux principes de ne point présumer qu'*une loi générale déroge à une loi spéciale*, surtout lorsque leur *incompatibilité n'est pas absolue*, qu'elles peuvent être combinées l'une avec l'autre.

D'ailleurs, une convention qui a pour but de frauder une loi quelconque, n'est-elle pas nulle, comme fondée sur une cause illicite ? [Art. 1108.]

§ II. *De l'acte sous seing privé.*

1322, 1323, 1324. ⊨ *Entre les parties*, l'acte sous seing privé fait la même foi que l'acte authentique : il doit être reconnu ou vérifié.

1325, 1326. ⊨ Ses formes sont simples, mais de rigueur. Quand bien même l'existence des deux originaux ne serait pas équivoque, l'omission du *fait double* n'en rendrait pas moins l'acte *non valable* : il ne ferait point foi. C'est ce qu'on jugeait sous l'ancienne jurisprudence dont le Code a consacré les règles dans l'art. 1325, en levant en partie leur incertitude, et en établissant par exemple d'une manière certaine que le dé-faut de mention ne peut être opposé par celui qui a exécuté *de sa part* la convention. [*Voir* art. 1338.]

La formalité du *bon* ou *approuvé*, portant en toutes lettres la somme, a été également maintenue, conformément à la déclaration du 22 septembre 1733, mais sans reproduire la peine de *nul et de nul effet*.

Quant à ces mots : *approuvant l'écriture ci-dessus*, cette addition qui se pratique dans l'usage, ou son omission, n'ont aucune influence légale.

1325, 1326, 1327. == Telles sont les conditions essentielles pour qu'un acte sous seing privé *fasse foi;* à défaut de ces conditions, l'acte ne pourra-t-il pas produire quelque effet, comme commencement de preuve? Ici s'engage sur l'ensemble des actes, et la combinaison des preuves entre elles, une controverse sérieuse.

Chacun reconnaît la différence essentielle de l'*acte* avec la *convention*, de l'*acte* même avec les autres genres de preuves. Quel que soit le vice de la preuve littérale, on n'en fait point dépendre le sort du contrat qui reste soumis aux autres genres de preuves. L'acte est une preuve, mais, indépendamment de l'acte, la convention peut être constatée par d'autres moyens, tels que l'aveu, le serment.

Contrat, *acte*, *preuve*, sont donc trois choses différentes qui, tantôt réunies, tantôt séparées, forment un ensemble de titre plus ou moins complet.

La difficulté s'élève lorsqu'il s'agit d'envisager le même ACTE sous deux rapports différens, de voir un commencement de preuve dans ce qui ne peut servir de *preuve littérale.*

Sans doute les actes ne *font foi* que par la réunion de certaines conditions; mais le fait de ces actes sera-t-il donc *néant*, parce qu'à cause d'un défaut de forme ils n'emporteront pas preuve complète?

A part quelques contrats *solennels*, y a-t-il donc encore dans notre législation des *nullités absolues*, c'est-à-dire identité du fond moral des actes avec leur forme, c'est-à-dire fiction qui regarde un acte entaché de vices extrinsèques, un acte *invalide*, comme privé de toute existence, et, d'après une ancienne maxime, le répute non avenu, incapable par conséquent de produire le moindre effet?

Si un écrit n'a pas été signé, si une promesse n'a pas été valablement approuvée, il n'y a certainement pas le caractère voulu pour la manifestation complète de la volonté; mais n'y a-t-il pas le fait d'*un acte par écrit émané de la partie*, ce qui, aux termes de l'art. 1347, rendra la preuve testimoniale admissible?

Vainement objecterait-on avec quelques arrêts que le *billet non approuvé* est présumé par la loi un abus de blanc seing. C'est un motif pour qu'il ne fasse pas foi par lui-même d'une manière exclusive de la preuve contraire : ce n'est pas une raison pour que le magistrat ne puisse avec réserve admettre de part et d'autre les élémens d'une preuve secondaire.

Si l'acte est en forme il fait foi ; s'il est informe, ce n'est plus un ACTE proprement dit, c'est un simple écrit, qui peut être regardé comme commencement de preuve.

Cependant on veut établir une exception lorsqu'il s'agit du *double* exigé pour les contrats synallagmatiques, et on la puise dans l'esprit de l'article 1325, qui suppose égalité de position de part et d'autre, et demande réciprocité de moyens d'exécution là où il y a engagement réciproque.

On avoue donc implicitement que si l'existence des deux *originaux* n'est pas équivoque, l'acte, malgré le défaut de mention, servira de commencement de preuve : car chaque partie, dans ce cas, a le même moyen d'exécution.

L'objection ne porte plus que sur le cas d'un seul original contenant des conventions synallagmatiques.

Répondons, comme pour la *promesse non approuvée*, que l'on ne doit pas confondre les différentes *sections* de notre chapitre VI, et qu'il faut restreindre l'esprit comme le texte à chaque genre de preuves pour lequel l'article a été fait. Le motif qui a dicté l'article 1325, et n'a pas voulu que l'acte *non fait double* fût une preuve littérale exclusive de la preuve contraire, n'est plus aussi fort lorsqu'il s'agit d'un simple commencement de preuve qui laisse de part et d'autre le contrat en question.

La nature du commencement de preuve par écrit est précisément d'être admissible, bien qu'il n'y ait pas réciprocité dans cet avantage résultant d'un fait exceptionnel.

D'ailleurs on ne peut pas savoir si une lettre, si une pièce quelconque n'eût pas donné un commencement de preuve à l'adversaire aussi-bien qu'au possesseur du titre non fait double.

Admettons donc qu'un acte contenant des conventions synallagmatiques, fait en un seul original, peut servir de commencement de preuve, de même que tout écrit émané de la partie avant, lors ou depuis l'acte ou même le contrat [*voir* à l'art. 1347]; tant il est vrai qu'il n'est pas nécessaire que les parties aient les mêmes élémens de preuve au moment de la convention !

Dans toutes ces circonstances, c'est au juge à n'user qu'avec réserve de la faculté que lui laisse la loi, et à tenir compte même du préjugé qui fait que les parties confondent souvent la convention avec les formes et *la signature* de l'acte, comme on doit aussi apprécier *en fait* l'intention de ceux qui après avoir arrêté leurs conventions dans un écrit privé se réservent d'en passer acte notarié, soit qu'ils entendent différer jusque-là leurs engagemens, soit plutôt qu'ils veuillent seulement promettre de passer au besoin un titre d'une forme plus coûteuse mais exécutoire.

Nous abandonnerons encore à la prudence des magistrats le cas où l'acte notarié contenant des conventions synallagmatiques, nul pour incompétence, ne serait signé que d'une seule partie. Nous regarderons l'acte vis-à-vis d'elle comme un commencement de preuve, avantage qui n'a pas besoin d'être rigoureusement réciproque, comme nous l'avons vu pour le cas de non *fait double*.

Nous déciderions autrement si l'acte n'était pas signé. Pour former un *commencement de preuve*, l'écrit doit être *émané* de la partie. L'écrit émané d'un tiers ne serait que la déposition d'un témoin : sous ce rapport l'acte nul en la forme, ou reçu par un officier public incompétent, n'est qu'un écrit insignifiant émané d'un tiers. *Persona publicæ agens contra officium personæ publicæ non est digna spectari ut persona publica.* [Dumoulin. — Poth., *Traité des oblig.*, n°. 740.]

Si donc la partie nie le fait de l'acte, l'adversaire n'aura d'autre moyen que le serment. Mais, tout en regardant l'acte nul reçu par un notaire comme s'il émanait d'un tiers, il ne faut pas en conclure que le débiteur de mauvaise foi puisse jeter le masque et dire devant la justice : « J'ai passé tel acte : je ne remplirai pas mon obligation parce que l'acte » est nul. » Ce serait avouer que l'acte *émane* de lui, et par conséquent il pourrait servir de commencement de preuve.

1328. = Une discussion non moins grave s'est engagée sur l'article 1328, relativement à la date des actes sous signature privée contre les tiers. Les *ayant-cause* sont-ils des tiers dans le sens de cet article, ou l'acte sous seing privé ne fait-il pas contre eux foi de la date, aux termes de l'art. 1332 ?

Il nous semble qu'en principe l'on peut dire que l'acte fait foi de sa date contre les *ayant-cause*, c'est-à-dire contre ceux qui exercent les droits du même auteur, ou *succèdent à la chose*. [Poth., *Traité des oblig.*, tom. II, part. IV, ch. III, n°. 55, où il s'agit d'un acheteur. *Voir* aussi tom. I, n°ˢ. 67 et 68. — Cod. civ., art. 1122, 1319, 1322, 1323, 1324, 2235, 2263.] Mais il faut que la qualité d'*ayant-cause* soit constante, et non pas que cette qualité soit précisément l'objet de la question.

Ainsi les créanciers, qui viendront exercer les droits de leur débiteur en vertu de l'art. 1166, devront reconnaître la date de ses actes sous seing privé puisqu'ils se mettent en son lieu et place. S'ils attaquent cette date, ce sera en vertu de l'art. 1167, et alors ils devront prouver la fraude. Par exemple : Pierre a un acte de vente sous seing privé, daté du 1ᵉʳ. juin ; Paul, insolvable, en a un de la veille. Les créanciers se mettent aux lieu et place du vendeur, réclament de Pierre, second acquéreur, le prix de la vente : il pourra leur opposer l'acte sous seing privé portant vente antérieure à Paul, et par conséquent les renvoyer de l'action ; sauf à eux à se pourvoir aux termes de l'art. 1167, contre l'anti-date frauduleux de la vente faite à Paul.

Pierre et les créanciers sont deux *ayant-cause*. Entre eux la date fait foi.

Au contraire, si la qualité d'*ayant-cause* se trouve elle-même en question, la date ne fait plus foi indistinctement. Pierre et Paul produisent chacun un acte de vente, l'un notarié, l'autre sous seing privé, daté de la veille. La date du sous seing privé, dit-on, doit l'emporter, car les deux acheteurs sont *ayant-cause* du vendeur. La conséquence serait juste, mais il ne l'est pas d'avancer que tous deux sont *ayant-cause*. Car, pourquoi le seraient-ils ? Parce qu'on leur aurait transmis les droits à la chose vendue : or, l'on ne peut donner plus de droits que l'on n'en a, et si, par une première vente, on les a épuisés, on ne peut plus rendre le second acquéreur son *ayant-cause*, son *ayant-droit* pour cet objet. Supposer que tous deux sont *ayant-cause*, ce serait supposer que l'on a transmis deux fois les mêmes droits, ce qui est impossible.

L'acquéreur dont le contrat a date certaine, se retranche dans ce dilemme : Si je suis l'ayant-cause du vendeur, c'est qu'il m'a transmis ses droits, et alors vous ne l'êtes pas ; si, au contraire, vous êtes son *ayant-cause*, je ne le suis pas : dans tous les cas, nous sommes nécessairement des *tiers* vis-à-vis l'un de l'autre. Mon avantage vient de ce que mon titre a une date certaine contre des tiers, que le vôtre n'a d'effet qu'entre les parties.

Si les deux actes sont sous seings privés, et que ni l'un ni l'autre n'aient acquis date certaine, la position sera indécise.

1329, 1330. = Après les *actes* proprement dits, l'on compte, parmi les preuves littérales, les écrits privés, tels que les livres de commerce, les papiers domestiques, et certaines écritures mises au dos d'un titre, lorsqu'elles tendent à établir la libération.

Les écritures dont il s'agit ici font foi dans des circonstances données; alors elles équivalent à un *acte* : à défaut de ces circonstances, elles rentrent dans la classe des écrits de l'article 1347, et ne servent plus que d'un commencement de preuve.

1331. = Ou l'écriture servant de preuve littérale est mise sur des registres et papiers domestiques, ou elle est apposée sur le titre même. Au premier cas, la mention fait foi du paiement, mais n'établit un titre pour l'obligation qu'autant qu'il est expressément déclaré que la note est faite pour *suppléer le défaut de titre*. Ainsi, le Code n'a pas admis l'opinion des auteurs qui regardaient comme suffisante la mention sur le journal ou sur les tablettes, lorsqu'elle était signée.

1332. = Au second cas, lors d'une mention faite sur le titre même dont on est resté en possession, ou sur le double remis au débiteur, la loi présume encore la libération.

Pothier allait beaucoup plus loin en admettant la présomption de *l'écriture mise par une main étrangère*, d'une écriture même *biffée*.

Le Code a prudemment restreint la présomption légale aux *conditions de rigueur* imposées par l'art. 1332, qui, selon nous, n'est pas simplement *explicatif*.

On objecte que ces points ne sont pas, à la vérité, décidés affirmativement par le Code, mais qu'ils ne le sont pas non plus négativement et qu'il faut s'en référer à Pothier, d'où l'on a tiré cette disposition législative.

Cette conséquence ne nous paraît pas exacte : la question est ici, comme sur beaucoup d'autres articles, de savoir si l'on a entendu sanctionner la source où l'on avait puisé et tout ce qui en dériverait? Pothier a souvent produit l'idée primitive, que les rédacteurs de notre Code ont exploitée dans un *projet*, modifié à son tour, d'abord selon la discussion du Conseil d'état, puis selon l'esprit qui a présidé à l'adoption du *décret* par le Sénat et le Corps législatif. Les décisions de

Pothier ont été scindées, en partie adoptées, en partie rejetées ; c'est ce qui a eu lieu notamment pour l'art. 1332.

Le *Code*, disait le rapporteur du Tribunat, *est avec raison plus réservé que Pothier*. Puis rappelant toutes les décisions que l'on voudrait admettre aujourd'hui, citant même les n°'. 725, 726, 727, 728 et 729 du *Traité des Obligations*, il les condamnait, en disant *qu'il n'est pas besoin de s'arrêter à démontrer que de telles facilités sont excessives, et qu'elles pourraient entraîner d'étranges méprises et de grands inconvéniens*.

Ajoutons qu'une *présomption légale* ne se *présume pas*, qu'elle doit être écrite dans la loi par une disposition spéciale. Dès lors, peu importe que ce point soit ou ne soit pas décidé *négativement*. L'absence même de la disposition, qui seule fonderait le droit, milite contre la prétention.

Que l'on considère donc le texte ou l'esprit de l'art. 1332, l'écriture mise par une *main étrangère*, ou *biffée*, ne fera point *foi*, sauf, bien entendu, à regarder les décisions de Pothier comme règles de bon sens, et à en tirer tel argument que l'on jugera convenable dans les cas où ces écrits serviraient de *commencement de preuve*.

Qu'il nous soit permis également de faire quelques observations sur la manière dont l'on a envisagé l'ensemble de l'art. 1332, la *possession* par le créancier ou le débiteur, et les mots *pourvu que*, qui font, du fait que *le double ou la quittance* soit entre les mains du débiteur, une condition de la libération de ce dernier ; rédaction qui, prise à la lettre, entraînerait, disent plusieurs auteurs, une contradiction avec la première disposition.

L'on explique judicieusement l'origine de la rédaction de l'art. 1332, en se reportant aux n°'. 726, 727 du *Traité des obligations* ; mais c'est aussi dans leur combinaison avec le n°. 714 qu'il faut rechercher l'esprit de notre article et la corrélation de ses deux paragraphes.

Le premier paragraphe concerne les titres qui par leur nature doivent être en la possession du *créancier* ; par exemple *l'original* d'un contrat unilatéral, et le *double* de l'acte synallagmatique, qui revient à chaque partie. Il s'agit généralement des titres qui n'ont pas été souscrits par le créancier, mais qu'on lui a remis, au contraire, comme preuve de l'obligation. Quant à ces titres, ils font foi, lorsqu'ils sont en la possession du créancier, et, *à plus forte raison*, comme disait M. Bigot

Préameneu, lorsqu'ils se trouvent entre les mains du débiteur. « La remise
» volontaire du titre fait preuve. » [Art. 1282.].

Le deuxième paragraphe se rapporte aux titres qui, par leur nature,
ne doivent pas être en la possession du *créancier*, généralement aux
titres souscrits par lui ; comme des mentions *qui seraient à la suite d'une
précédente quittance*, ou bien encore *le double de l'autre partie* : « Si au
» bas, au dos ou en marge d'un traité de vente fait double, *qui existe
» entre les mains de l'acheteur*, débiteur du prix, il se trouve des reçus
» non signés, ces écritures feront pleine foi, si elles sont de la main du
créancier. [Poth., n°. 727.]

Dans ce cas, qui est celui du § 2, il faut nécessairement que ce double
existe entre les mains du débiteur. L'énergique *pourvu que* substitué avec
raison, lors de la réunion des titres du Code, au *lequel* douteux, con-
firme précisément la règle de Pothier, n°. 714 : « Les actes sous seing
» privé *ne font pas foi* contre celui qui les a souscrits, lorsqu'ils se trou-
» vent en sa possession..... La quittance étant en la possession du créan-
» cier, on en conclura qu'il l'avait écrite d'avance dans l'espérance que
» l'on viendrait le payer, et que, personne n'étant venu, la quittance
» lui est demeurée. »

De même, dans l'exemple cité du n°. 727, si le *double* qui appartient à
l'acheteur, *débiteur* du prix, se trouvait encore entre les mains du
vendeur, *créancier* du prix, la mention de *paiement* ne ferait point foi
et serait réputée faite par avance : si le paiement eût été réellement fait
l'acheteur n'aurait pas manqué de retirer son *double*, et le titre avec
la mention se trouverait *entre les mains du débiteur*, comme le veut
l'art. 1332.

En résumé, si la mention de paiement est faite sur le double qui appartient au créancier et se trouve naturellement en sa possession, c'est
le cas du § 1er. et *à fortiori* il y a foi si le double même a été remis au
débiteur. Mais si la mention de paiement est inscrite sur le *double qui
appartient au débiteur*, c'est le cas du § 2e. ; il faut qu'il soit entre les
mains de ce débiteur.

En expliquant l'article dans un autre sens et en ne voyant dans le
pourvu que qu'un vice de rédaction qui ne peut imposer une condition
sine quâ non, il en résulterait que la règle posée par Pothier, dans le
n°. 714, n'aurait point de disposition correspondante dans le Code, et il

faudrait, contre toute équité, reconnaître la foi due à la mention faite soit sur une *quittance*, soit sur le *double de l'autre partie*, par le créancier qui en a momentanément la possession, tandis que la retenue de ce titre, avec la mention qu'il porte, n'est motivée que par la présomption de non-paiement.

C'est là ce que veut éviter l'art. 1332, qui, encore une fois, correspond bien avec les n°*. 726 et 727 du *Traité des obligations*, mais combinés avec le n°. 714,

§ III. *Des tailles.*

1333. = A défaut d'écriture, le Code voit, dans les tailles corrélatives à leurs échantillons, un signe matériel qui fait foi entre les personnes dont l'usage est de constater ainsi les fournitures : « Pour cet effet, » le fournisseur et le consommateur ont chacun un morceau de bois. » Le morceau que le marchand qui fait les fournitures a par-devers lui » s'appelle proprement *taille*, l'autre se nomme *échantillon*. Lors des » fournitures, on joint les deux parties du morceau de bois, et, pour » employer l'expression usitée, on y fait des coches qui marquent la » quantité des fournitures. Telles sont les tailles des boulangers. »

Les tailles prouvent donc le fait de la fourniture; mais il faut qu'elles soient corrélatives à l'échantillon. S'il n'était pas représenté, nous croyons que la taille ne servirait que d'un commencement de preuve.

§ IV. *Des copies des titres.*

1334. = Tant que le titre original subsiste, lui seul fait foi. Sa représentation peut toujours être exigée.

La minute constitue la seule preuve légale. Comment concilier ce principe avec l'exécution parée de la grosse revêtue de l'intitulé ? Ce n'est que contre la minute que l'on est forcé de s'inscrire en faux; ne peut-on pas faire surseoir à l'exécution de la grosse, en exigeant la représentation du titre original ? N'est-ce pas là une des difficultés dont parle l'art. 554 du Code de procédure ?

1335, 1er. paragraphe. = Autre obscurité de rédaction. Quand l'original n'existe plus, l'art. 1335 accorde foi *aux grosses ou premières expéditions*. Ces expressions sont-elles synonymes ? Les notaires peuvent-ils donc être forcés de délivrer des grosses pour tous les actes? Ces mots , *premières expéditions*, nous semblent s'appliquer précisément au cas où il n'y a pas lieu de délivrer *la grosse*, qui doit toujours être en forme exécutoire. [Art. 25 de la loi du 25 ventôse an XI.] Toute grosse est une première expédition , toute première expédition n'est pas une grosse.

1335, 2°. paragraphe. == Remarquons que notre article distingue les copies tirées en présence et du consentement des parties qui remplacent l'original perdu, et celles tirées simplement sur la minute par le notaire, qui peuvent faire foi quand elles ont trente ans de date, d'après cette doctrine de Dumoulin : *Antiquitas auctoritatem plenæ fidei supplet.* Ces dernières copies paraissent être seules en usage dans les études.

Quant aux copies tirées par l'autorité des magistrats, elles diffèrent de celles tirées du consentement des parties, en ce que ces dernières supposent une convention et la faculté de disposer. [Pothier, n°. 735.]

1335, 3°. paragraphe. == La maxime de la foi due à l'antiquité admise dans tous les cas par Dumoulin et Pothier, que l'on est obligé de citer à chaque instant [n°. 737], a été restreinte par nos 3°. et 4°. paragraphes. Quelle que soit son ancienneté, la copie tirée également sur la minute, mais par un notaire qui n'est ni celui qui a reçu l'acte ni l'un de ses successeurs, ne peut servir que de *commencement de preuve par écrit.*

Cette hypothèse doit être rare, car d'un côté les notaires ne peuvent se dessaisir de leurs *minutes*, et, de l'autre, le possesseur a seul le droit de délivrer des grosses et expéditions ! [Art. 21 et 22 de la loi du 25 ventôse an XI.] Le notaire qui délivrerait une telle expédition ne serait pas dans le cercle de ses fonctions, mais bien en contravention. Il faut entendre non pas une *minute* proprement dite, mais un acte *en brevet*, déposé pour minute ; par exemple, un acte de notoriété qu'une partie remet à un autre notaire, qui dès lors a le droit d'en délivrer *copie.* [Art. 21 de la loi du 25 ventôse an XI.] Ce notaire se trouve légalement possesseur d'une minute que cependant il n'a pas reçue.

Les notaires de Paris , d'après leur règlement, refusent de recevoir en dépôt un acte en brevet passé chez un confrère. C'est un usage de convenance, mais qui céderait, s'il y avait intérêt, à la volonté légale de la partie.

1335, 4°. paragraphe. == Les copies de copies ne sont considérées que comme simples renseignemens.

1336. == La transcription sur les registres publics, ne se faisant en général que d'après une copie, n'est qu'une copie de copie. Cependant, avec la réunion des deux circonstances prévues par l'article 1336, la transcription pourra servir de commencement de preuve par écrit.

Observons que notre article se combine avec le § 4 de l'art. 1348. Pour les actes authentiques on demande le concours de l'*accident* avec la mention du *répertoire*, s'il n'a pas lui-même péri, parce que les notaires étant obligés de tenir un répertoire en règle, d'après les articles 29 et 30 de la loi de ventôse, l'absence de la relation de cet acte en rendrait l'existence peu présumable.

Cette disposition, en cas de preuve de l'original, s'applique même aux actes solennels : Pothier, d'où l'on a tiré la nécessité d'un concours de circonstances, prend pour exemple une donation. [Poth., § VI, *du Registre des Insinuations.*] *Boiceau* pensait que ce registre pouvait à lui seul servir de commencement de preuve. [P. 1, chap. II.]

§ V. *Des actes récognitifs et confirmatifs.*

Confirmer un acte ou le *ratifier*, c'est lui donner une force qu'il n'a pas eue par lui seul.

1337. = Les actes récognitifs, au contraire, se rapportent à des actes valables par eux-mêmes, qui sont destinés à produire leur effet pendant un long avenir, et que l'ancienneté même pourrait un jour compromettre, par exemple, lors d'un laps de temps qui suffirait pour assurer au débiteur le bénéfice de la prescription. C'est là le motif ordinaire des actes récognitifs ; aussi leur a-t-on assuré à cet égard des effets importans au titre de la prescription, art. 2248 à 2263. Mais par cela même que l'existence de ces actes récognitifs est due généralement à une cause étrangère à l'interprétation de la convention, le Code ne pouvait ici les considérer comme preuves absolues des contrats, et a dû poser en principe qu'ils *ne dispensent pas de la représentation du titre primordial*, sauf l'exception facultative que commandait l'équité, lors de plusieurs reconnaissances conformes, *soutenues de la possession*, suivant l'expression vague prise dans Pothier, n°. 742., et dont l'une a trente ans de date.

Cependant il peut se faire qu'indépendamment de l'idée de prescription, le créancier ait voulu obtenir du débiteur un supplément du titre constitutif. Dans ce cas *on doit déclarer expressément que la teneur est relatée*, et l'acte récognitif dispense de la représentation. C'est ce que *Dumoulin* appelait la reconnaissance *ex certâ scientiâ*, ou *in formâ speciali et dispositivâ*, par opposition à la reconnaissance *in formâ communi*. [Dumoulin, § 8, nᵒˢ. 88 et 89. — Poth., nᵒ. 743.] On a relevé l'erreur échappée à Pothier, et par suite aux rédacteurs du Code, dans l'application aux actes récognitifs de la doctrine de Dumoulin, relative seulement aux confirmations et renovations d'investitures.

Ce qui se trouve de différent n'a aucun effet, parce qu'on n'est point censé ajouter à son obligation, mais reconnaître un acte primitif. *Simplex titulus novus non est dispositorius.* Cela ne veut pas dire que les parties, d'un commun accord, ne peuvent déroger à leurs conventions primitives; mais il faut une nouvelle expression de leur volonté, dont la loi ne reconnaît pas une preuve dans le titre récognitif.

En effet il s'agit ici d'*acte* et non pas de *contrat*, d'un écrit émané du débiteur et non pas de conventions postérieurement passées entre les parties : celles-ci ou emporteraient novation ou du moins pourraient déroger aux conventions primitives; par exemple, en prolongeant le terme du prix d'une vente. Alors l'art. 1337 ne serait pas applicable. C'est donc inutilement que l'on place ordinairement l'exception de *novation* sous notre article, car la novation, supposant une nouvelle obligation substituée à l'ancienne, exclue l'idée du simple acte dont il est ici question.

L'acte récognitif n'est pas une convention, mais simplement un écrit du débiteur qui reconnaît un titre primordial. Il y là réminiscence involontaire des prestations féodales, qui donnaient lieu à des déclarations de redevance, à des titres *récognitifs*, c'est-à-dire à des *actes passés par les débiteurs*, selon la définition de Pothier [nᵒ. 742].

Cette première distinction établie entre le contrat et l'acte récognitif, divisons la reconnaissance elle-même.

On peut, ou reconnaître une obligation sans qu'il y ait eu d'acte, ou reconnaître une obligation en vertu d'un acte, ou reconnaître un acte préexistant sans reconnaître l'obligation. Au premier cas il y a reconnaissance du droit, au deuxième reconnaissance d'acte, au troisième reconnaissance du fait de l'acte avec réserve contre le droit. Enfin le titre reconnu émane du débiteur même ou bien de son auteur.

Ce sont là autant d'actes récognitifs qu'il ne faut pas confondre et que nous allons essayer d'analyser.

D'abord il y a une différence réelle entre la reconnaissance *du droit* et la reconnaissance *de l'acte*. Celle-ci suppose le fait d'un acte antérieur. La reconnaissance du droit au contraire a pour but de suppléer à la non-existence d'un acte : le titre est récognitif de l'obligation, constitutif de la preuve ; ce qui par la nature des choses dispense de toute représentation, règle précisément opposée à celle établie par les reconnaissances d'actes dont parle l'art. 1337.

Nous avons des exemples de ces reconnaissances *du droit* dans les articles 2248 pour la prescription, et 695 pour la servitude. La prescription sera interrompue, la servitude sera régularisée par une reconnaissance du droit, bien qu'aucun acte antérieur n'ait existé.

Une fois la préexistence d'un acte antérieur établi, la reconnaissance du droit est censée contenir *à fortiori* la reconnaissance de l'acte, et se trouve régie par l'art. 1337 ; sauf les présomptions favorables qui peuvent en résulter comme commencement de preuve par écrit.

Réciproquement la reconnaissance de l'acte implique dans l'esprit de l'art. 1337 la reconnaissance du droit résultant du moins de l'acte reconnu. Car si l'on faisait réserve contre le droit en reconnaissant le fait matériel de la possession de l'acte, la prescription, but principal du titre récognitif, ne serait pas interrompue [art. 2248]. Une telle déclaration ne pourrait servir que de commencement de preuve, comme contenant aveu de l'*émanation* de l'acte. [*Vide suprà*, art. 1325.]

Si la reconnaissance du droit ou de l'acte est faite par le successeur ou ayant-cause, elle prend le nom de *titre nouvel*. Outre les effets de l'article 1337, il en résulte une fin de non-recevoir contre les exceptions personnelles que l'on eût pu opposer au créancier.

On appelle aussi *titre nouvel* celui fourni par le débiteur d'une rente à son créancier. [Art. 2263.]

En résumé, ce qui forme le caractère des actes récognitifs de l'art. 1237, c'est de porter sur un acte préexistant *valable*.

1338. == Si l'acte antérieur n'était pas valable, le titre récognitif n'aurait pas plus d'effet que l'acte primordial : il faut un acte *confirmatif* régi par l'art. 1338, contenant substance de l'obligation, mention du motif de l'action en rescision, intention de réparer le vice.

Ici se représentent les distinctions faites pour la reconnaissance des actes valables : quand l'acte ne l'est pas, c'est-à-dire quand il s'agit de confirmation, il faudra pareillement distinguer d'abord entre l'acte et le contrat confirmatif, puis entre la confirmation portant sur l'acte ou sur l'obligation.

L'art. 1338 se rapporte aux ACTES et non pas aux *contrats confirmatifs* : c'est là précisément la différence entre la confirmation d'un acte nul, et la transaction sur la nullité de cet acte.

De là cette conséquence que la transaction, étant un contrat, forme seule la loi des parties. Peu importe que l'on y trouve la mention du motif de l'action en rescision. On exige seulement que les parties aient traité de la nullité. [*Voir* art. 2052, 2054. = Arrêt du 25 mars 1807, et 22 juillet 1811.]

Mais, dit-on, les raisons qui ont dicté la rédaction de l'art. 1338, s'appliquent également aux transactions? Nous ne le pensons pas : suivons l'esprit de la loi : l'acte qui vient après un acte antérieur est censé être *récognitif* et ne rien changer au titre primordial; pour déroger à ce principe posé dans l'art. 1337, et rendre l'acte *confirmatif* au lieu de *récognitif*, il faut une manifestation de volonté contraire régie par les conditions de l'article 1338.

Dans les transactions le contrat de sa nature n'est pas censé reconnaître l'obligation primitive et s'y rapporter; il est présumé avoir pour cause les difficultés nées ou à naître sur cette obligation. La cause même peut ne pas être exprimée dans ce CONTRAT. [Art. 1132.]

Passons à la seconde distinction. La confirmation portera sur l'acte ou sur l'obligation, sur les vices extrinsèques ou intrinsèques. La rédaction même de l'article 1338 suppose les deux cas : car, dans le § 1er. on parle de la ratification *de l'obligation*; dans le dernier, de la renonciation aux moyens et exceptions que l'on pouvait opposer *contre cet acte*.

La confirmation portera tantôt sur l'acte, tantôt sur l'obligation, mais ne couvrira pas les vices de forme ou de fond non *mentionnés*.

Nous ne voyons pas d'exception dans l'art. 1311, relatif à la ratification donnée par le majeur aux engagemens contractés en minorité.

L'esprit de cet article est d'effacer l'ancienne distinction entre les actes nuls et les actes sujets à révision, et de permettre au *mineur* de ratifier les uns comme les autres, soit que *l'engagement fût nul en sa forme*, soit qu'il fût seulement *sujet à restitution*. Mais la ratification ne couvrira toujours que le vice mentionné. L'article 1311 ne suppose pas la réunion des deux cas ; elle permet de *confirmer* dans l'un comme dans l'autre : *l'acte confirmatif* reste régi par l'art. 1388.

L'art. 1338, dans le 2ᵉ. et le 3ᵉ. paragraphe, admet en outre, comme emportant confirmation, *l'exécution volontaire.* Que doit-on entendre par là ? Les art. 892, 1115, 1325, 1337, 1338, contiennent des dispositions analogues que nous n'entreprendrons pas ici de combiner.

Disons seulement que l'article 1338 nous semble parler comme l'article 1325 dernière disposition, de l'exécution faite par les parties à l'égard de leurs obligations respectives. Dans la vente, l'exécution volontaire sera pour le vendeur la livraison, pour l'acheteur le paiement du prix ; de telle sorte que l'exception de l'art. 1325 n'est qu'une application de l'art. 1338. Le vendeur qui a livré sans être payé, l'acheteur qui a payé sans qu'on lui ait livré, ne pourront opposer le *défaut* de mention, parce qu'en exécutant de *leur part* la convention, ils ont confirmé l'acte : au contraire, le vendeur qui a reçu le prix sans avoir livré, l'acheteur qui a payé sans qu'on lui ait livré, pourront demander la rescision et opposer le défaut de *double* parce qu'ils n'ont pas *confirmé*, c'est-à-dire exécuté de leur part l'acte *contenant des conventions synallagmatiques.*

L'art. 1338 suppose donc qu'il n'y a pas eu exécution de part et d'autre au moment du contrat vicieux ; il parle d'une exécution qui survient.

Cette exécution peut être partielle.

Il nous reste à faire sentir la différence de la ratification de l'art. 1338 avec le même mot employé dans les art. 1120, 1998 ; alors *ratifier*, c'est supposer qu'un tiers a agi en vertu de notre mandat, c'est approuver ce qu'il a fait. La cause même de cette ratification est dans la nature de l'acte qui contient le consentement tardif : elle peut ne pas être exprimée. car il y a là non pas un *acte confirmatif*, mais un acte dont les effets équivalent à ceux d'un mandat antérieur.

Un arrêt de la Cour de Nîmes avait confondu les deux matières, mais les principes ont été rétablis par un arrêt du 26 décembre 1815, qui a cassé.

On blâme généralement le rapprochement fait par la Cour de Nîmes, avec l'art. 1338, relativement à la nécessité de la mention du motif de rescision, et on semble faire le même rapprochement lorsqu'il s'agit de l'effet de la ratification à l'égard des tiers.

Quant à nous, sans nous occuper de la question de rétroactivité, qui peut résulter des art. 1120 et 1998, nous nous bornerons à dire que la confirmation prévue par notre art. 1338, n'a point d'effet rétroactif à l'égard des tiers. Qu'un mineur consente une hypothèque et la ratifie en majorité, l'hypothèque ne datera que de cette époque, et ne primera pas l'hypothèque qu'il aura pu consentir à un tiers depuis sa majorité et avant la ratification. Peu importe même que le mineur ait profité de l'obligation. Nous ne saurions admettre, sous notre régime hypothécaire, cette exception puisée dans Basnage. [*Traité des hypothèques*, chap. III.]

1339. == Les règles pour la confirmation des actes ont dû recevoir exception lorsqu'il s'agit de la forme d'une donation. Ici *la volonté ne suffit pas;* il faut encore, comme disait le rapporteur, *qu'elle soit manifestée par des signes extérieurs et publics.* L'art. 1339 est conforme à l'art. 43 de l'ordonnance de 1733.

L'exécution volontaire même ne saurait suppléer au défaut de forme.

Le donateur ne peut faire un acte de donation valable qu'en se conformant aux formalités solennelles de la loi.

1340. == Si les héritiers peuvent ratifier, c'est qu'ils peuvent renoncer à un droit introduit en leur faveur.

SECTION II. — DE LA PREUVE TESTIMONIALE.

« Les actes écrits sont le premier genre de preuve et le plus certain. » Le second genre est celui de la preuve testimoniale. » [Bigot Préameneu.]

1341. == La loi, prenant pour base les règles consignées dans l'ordonnance de Moulins en 1566, et développées dans l'ordonnance rendue en 1667 sur *la procédure civile*, pose en principe général dans l'art. 1341, *qu'il doit être passé acte de toute chose excédant la somme ou la valeur de 150 francs.*

1342 à 1346. == Les art. 1342, 1343, 1344, 1345, 1346, ne sont que des corrollaires de cette proposition.

L'art. 1346 exigeant un même exploit pour toutes les demandes non justifiées par écrit, et empêchant ainsi l'abus de plusieurs demandes partielles successives, pourquoi prohiber une demande moindre de 150 francs, déclarée *faire partie* ou être le *restant* d'une somme plus

forte ? « On considère plutôt le total de la dette originaire, disait
» M. Jaubert, que ce que le créancier en réclame comme le reste. »

En effet, c'est toujours l'exécution d'une obligation excédant 150 fr.
que l'on demande : C'est cette obligation que l'on veut prouver contrairement au principe de l'art. 1341 ; quoi qu'il en soit des motifs, la
règle est certaine.

Mais si la partie n'a pas énoncé l'origine des 150 francs qu'elle
réclame et n'a pas ainsi avoué sa contravention à l'art. 1341, quel sera
l'effet des dépositions de témoins déclarant qu'il est dû, non pas seulement 150 francs, mais 500 francs.

Quelques auteurs pensent que l'on devra avoir égard à ces dépositions
en restreignant l'effet à 150 francs. Cette conclusion nous semble
souffrir difficulté. Les art. 253, 255 du Code de procédure veulent que
les faits *soient admissibles*, que la loi *n'en défende pas la preuve*, que le
jugement *énonce les faits à prouver*.

Dans l'hypothèse du demandeur le fait à prouver est une obligation
de 150 francs ; le fait dont les témoins déposent est *une obligation de
500 francs*. Comment le juge scindera-t-il les dépositions pour en tirer
la preuve d'une obligation n'excédant pas 150 francs ? D'un autre côté
le jugement ne peut pas prononcer en vertu d'une obligation de
500 francs, puisqu'alors la loi défendait la preuve. Les faits étaient
inadmissibles.

Ce système entraînerait de graves inconvéniens. Dans l'exemple même
que l'on cite d'une vente faite moyennant 200 francs, et dont le prix
se trouverait réduit à 60 francs par suite de la demande et d'un juge-
gement conforme, que statuer si le vendeur venait ensuite se plaindre
d'une lésion de plus des sept douzièmes ?

D'ailleurs, le motif n'est-il pas le même que pour l'art. 1343, et si
l'on admettait les dépositions des témoins portant sur une somme plus
forte, tout en restreignant leur effet, le défendeur ne se trouverait-il
pas indirectement forcé de payer par honneur la dette ainsi constatée ?

Ce n'est donc pas la demande, mais l'obligation primitive qui sert de
base à l'admission ou au rejet de la preuve testimoniale. Comme l'ob-
serve Pothier, la règle *quantùm petatur quærendum est, non quantùm
debeatur, L.* 19, § 1, *de Juridic.*, ne s'applique que lorsqu'il s'agit de
décider de la compétence d'un juge et nullement pour savoir si l'on

devait dresser un acte par écrit. *Cela se décide par ce qui faisait l'objet de la convention.* [Poth., n°. 755, tom. II, pag. 298.]

1347. == Les règles posées dans les articles précédens reçoivent d'importantes exceptions.

Tout commencement de preuve par écrit, c'est-à-dire tout écrit *émané* de celui contre lequel la demande est formée, ou de celui qu'il représente, et qui *rend vraisemblable* le fait allégué autorise l'admission de la preuve testimoniale.

Nous avons rappelé, sous l'art. 1325, la controverse qui s'est élevée sur les actes NULS, considérés comme *commencement* de preuve : il nous a semblé qu'en thèse générale tout écrit qui n'établit point preuve complète parce qu'il est entaché de quelque vice, mais qui est *émané* de la partie contre laquelle la demande est formée, et qui, *en fait*, rend l'allégation *vraisemblable*, peut servir de commencement de preuve.

L'acte n'a pas besoin d'être écrit par celui auquel on l'oppose, mais seulement d'être *émané* de lui. Nous avons des exemples dans les articles 1320, 1335 et 1336. [*Voir* la conséquence, *suprà*, art. 1325.]

Observons qu'alors la preuve testimoniale, *admissible*, n'est jamais admise de plein droit.

L'existence d'un commencement de preuve, c'est-à-dire d'un écrit *informe*, d'*une promesse de vente*, d'*une lettre* [Poth., n°. 767 ; et suivant d'autres, Boiceau], formant exception aux règles précédentes, il s'ensuit que la règle qui défend de prouver *contre le contenu* aux actes ne sera plus applicable.

A ce point se rattache la question des *donations déguisées* : l'acte contenant *cause* de vente ne peut être attaqué par l'héritier ayant-droit, parce que l'acte fait foi de son *contenu*; l'héritier au contraire sera admis à prouver la fraude dans le cas où la quotité disponible aurait été dépassée, parce qu'alors l'héritier serait un tiers-créancier venant aux termes de l'art. 1167; s'il y a commencement de preuve de la *donation*, la règle du contenu aux actes recevant exception, la fausseté de la cause exprimée pourra être établie, l'acte de vente annulé, et on ne fera pas sortir de cette nullité un acte de donation tout formé, avec sa solennité, avec son acceptation expresse. [Art. 931 *et suiv.*]

1348. == La loi admet encore la preuve testimoniale dans les quatre genres d'exception prévus par l'art. 1348, *toutes les fois qu'il n'a pas été possible au créancier de se procurer une preuve littérale.*

Les dispositions de cet article, sans être strictement limitatives, ne pourraient cependant être étendues qu'avec beaucoup de réserve. [*Voir* l'art. 1353.]

SECTION III. — DES PRÉSOMPTIONS.

1349, 1350. = Le Code reconnaît implicitement la triple distinction des prescriptions : 1°. Présomptions *juris*, c'est-à-dire établies sur quelques lois, mais *non exclusives* de la preuve contraire; 2°. présomptions *juris et de jure*, c'est-à-dire introduites par le droit et emportant le droit; 3°. présomptions qui, sans être établies par une loi, *se présentent à la conscience des juges, et à laquelle ils doivent avoir égard.*

1351. = Une des plus importantes présomptions est l'autorité que l'art. 1351 attribue à la chose jugée : *res judicata pro veritate accipitur.* [*L.* 207, *ff. de Reg. jur.*]

L'art. 1351 exige, comme la loi romaine, trois conditions principales de droit civil.

Même chose demandée. — *Eadem res.*

Même cause. — *Eadem causa petendi.*

Mêmes parties. — *Eædem personæ.*

Les principes étant les mêmes, les conséquences purement logiques que nous avons rappelées dans notre thèse de droit romain, *de Exceptione rei judicatæ*, s'appliquent au droit français. Nous n'ajouterons rien sur les deux premières conditions; seulement nous remarquerons que les règles accessoires, qui dérivent moins de nos trois principes fondamentaux que de la forme de chaque législation, ont pu recevoir quelque modification.

Par exemple, pour savoir ce qu'on devait entendre par même cause, *eadem causa petendi*, nous avons distingué en droit romain entre les actions réelles et les actions personnelles, nous avons vu qu'il y a autant de causes que d'obligations, tandis que l'action *in rem* embrasse toutes les causes, si aucune n'est spécifiée.

Cela ne tenait-il pas plutôt à la forme ordinaire des actions qu'au fond du droit? *Aio hanc rem esse meam* : vous dites que *telle chose vous appartient*, vous ne pourrez pas renouveler plus tard votre demande, parce que ce serait dire de même que *telle chose vous appartient*, ce qui a déjà été jugé. Cette raison d'identité cesse lorsque l'on a désigné une cause à la réclamation, *causâ adjunctâ*.

Cette raison cesse également dans notre droit, par la forme même de notre procédure : chez nous on ne réclame pas sa chose en la disant, dans une formule générale, *sienne*; au contraire, l'exploit doit contenir l'objet de la demande, l'exposé sommaire des moyens, *le tout à peine de nullité*. [Art. 61, C. pr.]

À l'égard de la troisième condition, *mêmes parties*, nous avons besoin de quelques développemens.

Le principe général, c'est qu'il faut avoir été partie par soi, ou son représentant. La chose jugée ne peut nuire ou profiter qu'à ceux qui exercent les droits de la même personne : tous ceux qui ont des droits de leur chef peuvent reprendre la question.

La chose jugée entre l'acheteur nuit et profite au successeur universel ou particulier, sans remonter du successeur à l'auteur.

L'acheteur opposera ce qui a été jugé en faveur de son vendeur : on lui opposera ce qui a été jugé contre, bien entendu, si le jugement a eu lieu avant la vente. [Poth., *Traité des oblig.*, tom. II, part. iv, chap. iii, n°. 56.]

Si la sentence survenue depuis la vente est favorable au vendeur, elle pourra profiter au successeur à titre onéreux que l'auteur doit garantir *ad circuitum vitandum*.

Jamais la condamnation du vendeur, postérieure à la vente, ne nuira à l'acheteur : toutefois la loi romaine porte que la chose jugée nuira au possesseur qui aura laissé sciemment le vendeur plaider sur la propriété : alors celui-ci est censé le mandataire de l'acquéreur. [*L.* 63, *ff. de Re judic.*]

Les conséquences qui dérivent de l'autorité de la *chose jugée*, appliquées à une même question entre des parties différentes, sont quelquefois bizarres; par exemple, en matière d'état.

Nous trouvons une hypothèse plus analogue avec les obligations, dans l'héritier qui peut être déclaré tour à tour héritier pur et simple à l'égard d'un créancier, héritier bénéficiaire à l'égard d'un autre. [Art. 800. — Poth., *Traité des Success.*, chap. 3. — Discussion équivoque du Conseil d'état, séance du 9 nivôse.]

Quant aux exemples tirés de la loi 16, *ff. Qui potiôres*, relativement aux hypothèques, et de la loi 3o , *ff. de Liberali causâ*, nous les avons indiqués plus haut, *de Exceptione rei judicatœ*.

Mais c'est surtout lorsqu'il s'agit de l'indivisibilité, de la solidarité, du cautionnement, que les effets de la *chose jugée* paraissent contradictoires; essayons de rechercher, dans les deux législations, les dispositions relatives à ces questions , en commençant par avouer que notre but est plutôt de rappeler les divers textes de lois, et d'indiquer les difficultés, que de soutenir les solutions qui nous ont paru résulter de ces rapprochemens.

EN DROIT ROMAIN.

DE LA CHOSE JUGÉE RELATIVEMENT A UNE SERVITUDE.

S le fonds commun avait droit à une servitude, chaque copropriétaire avait action *in solidum* : *victoria et aliis proderit;* mais ce n'était que le droit de servitude en lui-même qui profitait aux deux propriétaires; l'émolument de la servitude, *fructus*, était estimé selon l'avantage que celui qui agissait pouvait retirer de la jouissance. [*L.* 4, § 3, *ff. si Servit. vindic.* ; *L.* 19, *ff. si Servit. vindic.* ; *L.* 7, § 9, *ff. de Dolo malo; L.* 2. *Cod. de Except.*]

Si au contraire une servitude était réclamée sur l'héritage commun, chaque copropriétaire devait défendre pour le tout : *solidum debet restituere;* car, le tiers ayant obtenu un droit de servitude sur le fonds, la prestation de la part de celui qui succombait était indivisible. *Si duorum fundus sit qui servit, adversùs unumquemque poterit itá agi,* etc. [*L.* 4, § 4, *ff. si Servit. vindic.*]

Ainsi le fonds commun acquiérait un droit de servitude, par le jugement favorable à l'un des copropriétaires demandeur : réciproquement il était grevé par la condamnation du copropriétaire défendeur.

DE LA CHOSE JUGÉE RELATIVEMENT AUX COCRÉANCIERS SOLIDAIRES.

Les cocréanciers, ayant le droit de recevoir l'un pour l'autre, et même, en droit romain, de faire remise de la dette, on les regardait comme étant maîtres du procès : *totam rem in litem deducunt.* De là, cette conséquence que ce qui est jugé avec l'un est censé l'avoir été avec tous, non pas qu'il y ait précisément *chose jugée* pour chacun ; mais il y a une exception tirée de ce que la poursuite de l'un a compromis les droits des autres, comme aurait fait le paiement ou la remise. *Si duo rei stipulandi sunt ferè autem convenit, et uni rectè solvi , et unum judicium petentem totam rem in litem deducere.* [*L.* 31 , *ff. de Novation.*]

DE LA CHOSE JUGÉE RELATIVEMENT AUX CODÉBITEURS SOLIDAIRES, ET FIDÉJUSSEURS.

Si un codébiteur solidaire était poursuivi, les autres étaient libérés : il n'y avait pas, à proprement parler, *chose jugée ;* mais la poursuite contre l'un opérait une espèce de novation, *lite cum reo contestatá. Cùm duo eamdem pecuniam promiserint........ petitione solvitur obligatio.* [*L.* 2 *ff. de Duob. reis const.* ; Ex. *L.* 51, § 4, *ff. de Eviction.*]

De même les fidéjusseurs se trouvaient libérés par l'action intentée contre le débiteur principal : au contraire ceux qui avaient donné à quelqu'un le mandat de prêter de l'argent, et qui se trouvaient par cela même garans du remboursement, ne pouvaient se prévaloir du jugement rendu en faveur de l'un d'eux. *Plures ejusdem pecuniæ credendæ mandatores, si unus judicio elegatur, absolutione quoque secutá non liberantur........* [*L.* 52, § 3, *ff., de Fidej. et Mandat.*] *Electo reo principali, fidejussor vel hæres ejus liberatur, non idem de mandatoribus observatur.* [*Paul Sentent., tit.* xxii; *Egloga,* p. 58; Ex. *L.* 21 , *ff., de Except. rei judic.*]

Cette différence ne vient pas de ce que l'un avait été représenté plutôt que l'autre; mais de ce que le fidéjusseur était tenu *ex stipulatu,* les mandans, *bonæ fidei judiciis ;* et à leur égard la novation par *la constatation du litige* n'était pas applicable.

Que déciderons-nous dans chacune des espèces précédentes ?

S'il s'agit d'une servitude, les copropriétaires auront-ils le droit d'actionner et de défendre ?

Aucun texte ne leur donnant le pouvoir de représenter l'un sans l'autre le fonds dominant ou servant, il nous semble que le copropriétaire ne pourra point réclamer personnellement une servitude en faveur du fonds commun, réciproquement qu'on ne pourra pas agir contre un seul pour grever la propriété commune.

On objecte qu'aux termes de l'art. 709, la jouissance de l'un des copropriétaires empêche la prescription à l'égard de tous ; mais cela s'explique par cette distinction, que l'on peut bien retenir la jouissance d'une servitude par le fait d'un co-associé, tandis qu'on ne peut l'acquérir.

C'est précisément parce que le fonds ne peut être représenté que par tous les propriétaires quand il s'agit d'acquérir ou de perdre, que le droit d'un seul conserve la servitude due au fonds commun. [Art. 709, 710.]

A l'égard des cocréanciers et débiteurs solidaires des cautions, nous déciderons de même qu'ils ne sont pas censés représentés les uns par les autres.

Nous venons de voir qu'en droit romain il n'y avait pas *chose jugée*, mais exception tirée du paiement ou de la novation *par la constatation du litige*.

Chez nous rien de semblable : dès lors les droits de chacun resteront intacts malgré les jugemens intervenus avec les co-intéressés.

Le cocréancier n'a pas le pouvoir, sous le Code civil, de compromettre toute la créance, d'en faire remise : il n'est pas le maître de l'action, et une poursuite mal dirigée n'éteindra pas les droits du cocréancier auquel le débiteur ne peut opposer que le payement.

De même les codébiteurs solidaires ne seront ni libérés ni grevés par les poursuites faites contre l'un deux : leur condition répondra à celle des *mandatores eædem credendæ pecuniæ*.

Quant aux cautions, elles peuvent se prévaloir du jugement rendu en faveur du débiteur principal, non pas parce qu'il y a *chose jugée* pour eux, mais parce qu'elles opposent l'extinction de la créance cautionnée. [Art. 2036, 2037.]

Au contraire la caution ne pourra pas, comme en droit romain, tirer exception de la condamnation du débiteur principal : ce serait contre la nature même de notre cautionnement; on ne pourra pas, non plus se prévaloir contre elle de ce jugement.

L'action contre la caution n'a pas la même cause, *eadem causa petendi.* La preuve c'est que la question principale ne dépend pas de la question de cautionnement, et ce n'est que par déduction que la caution invoque les moyens inhérens à l'affaire principale.

Ajoutez que l'obligation de la caution peut être moindre; dans ce cas, il n'y aurait nullement *eadem res.*

Une raison qui s'applique à toutes ces hypothèses pour prouver qu'il n'y a pas *chose jugée* entre ces diverses parties, c'est que chacune peut avoir des exceptions personnelles à faire valoir.

Il y a mieux : aucune n'a le droit absolu de compromettre la chose en jugement, *rem in judicium deducere.* La chose jugée en vertu du serment déféré par l'un des créanciers solidaires, ne saurait nuire au cocréancier, art. 1365. La chose jugée résultant de l'aveu fait par l'un des débiteurs solidaires ne saurait être opposée au codébiteur. Si le serment déféré à l'un d'eux profite aux autres, ce n'est pas à titre de *chose jugée,* mais à cause de l'extinction de la dette qui en résulte.

Quoi qu'il en soit, Pothier décide indistinctement que l'autorité de la chose jugée a lieu à l'égard des copropriétaires et cocréanciers d'un droit indivisible. [Poth., *Traité des oblig.*, part. IV, chap. III, n°. 59.]

Toutefois, il ajoute que l'on peut appeler et former tierce opposition.

Aujourd'hui cette double décision serait inconciliable : car, si l'article 474 du Code de procédure donne en effet à ces cocréanciers et copropriétaires le droit de former opposition, il faut bien que l'autorité de la chose jugée de l'article 1351 ne leur soit pas applicable, qu'ils n'aient pas été représentés. [*Voir* Thès., procéd., Tierce opposition].

Enfin, lorsque les trois conditions voulues par l'art. 1351 seront remplies, lorsqu'il y aura présomption de la *chose jugée*, quelle sera sa nature ? Est-ce une exception qui a besoin d'être opposée ou qui peut être suppléée d'office ?

Remarquons que, si la chose jugée ne doit pas être suppléée d'office, les parties pourront d'un commun accord se faire juger par un autre tribunal au lieu d'aller en appel.

1352. = Cette question, sur le caractère de la présomption de la chose jugée, se lie à cette autre question générale : Quand les présomptions excluent-elles les preuves contraires ? Comment distinguer les présomptions *juris tantùm* des présomptions *juris et de jure* ?

« Le Code pose une règle pour reconnaître, entre les présomptions, » celles nommées en droit *juris et de jure*, contre lesquelles nulle preuve » n'est admise : Ce sont les présomptions sur le fondement desquelles » la loi annule certains actes ou dénie l'action en justice. » [Bigot Préameneu.]

Ces présomptions sont toutes réputées *juris et de jure* : La réserve de la preuve contraire est donc l'exception. Nous avons des exemples de cette réserve dans les articles 553, 653, 666, 670, 1483, 2275, du Code civil et 189 du Code de commerce. [*Voir* plus bas ce qui sera dit sur l'Aveu et le Serment, art. 1356 *in fine.*]

1353. = Quant aux présomptions abandonnées aux lumières des magistrats, elles doivent être graves, précises et concordantes. Elles ne sont admissibles *que dans les cas seulement où la loi admet les preuves testimoniales, à moins que l'acte ne soit attaqué pour cause de fraude ou de dol.*

L'on a voulu voir, dans la rédaction vicieuse de l'article 1353, dans cette exception finale, *à moins que l'acte ne soit attaqué pour cause de fraude ou de dol*, l'exclusion de la preuve testimoniale pour le cas de dol ; car, dit-on, si la preuve testimoniale eût été admise dans le cas de dol, les présomptions l'étaient de droit, et une disposition expresse était au moins inutile.

Dans ce sens l'on cite un arrêt de cassation du 13 fructidor an XII, dont l'un des considérans semble rejeter la preuve par témoins quand le dol n'est pas qualifié, et ne constitue pas un véritable délit.

D'un autre côté, l'on argumente de l'art. 1348 pour soutenir que le cas de dol, comme d'erreur, est susceptible de la preuve par témoins, parce que c'est *un fait* dont on n'a pu se procurer une preuve écrite ; que , dès lors, l'article 1353 a eu en vue *quod plerumque fit*, et a voulu dire : « Les présomptions ne sont admissibles que dans les cas seulement *où il s'agit d'une obligation au-dessous de 150 francs*, à moins que l'acte ne fût attaqué pour cause de fraude ou de dol. »

Cette interprétation ne nous paraît pas encore satisfaisante : l'extension donnée à l'art. 1348 nous semble forcée , et, d'autre part, en supposant comme motif de rédaction le *quod plerumque fit*, dans l'art 1353 , comment expliquer pourquoi il n'y a d'exception que pour le cas de fraude ou de dol ?

Le véritable sens nous semble ressortir du rapport fait par M. Jaubert : « Les présomptions ne sont admissibles que dans les cas seulement où » la loi admet les preuves testimoniales. Il n'y aurait qu'une seule » exception..... si l'acte était attaqué pour cause de fraude ou de dol. » La fraude et le dol ne se présument pas ; mais celui qui les allègue » doit être admis à pouvoir les prouver par témoins ; car si la fraude » ne se présume pas, ceux qui la commettent ne manquent pas d'em- » ployer tous les moyens pour la cacher. La morale publique exige donc » que la *preuve testimoniale* soit admise dans cette matière. »

En rapprochant ce passage du texte de l'article, on voit qu'il suppose bien qu'aucune disposition antérieure n'avait admis la preuve par témoins pour le cas de dol ; mais que dans sa rédaction elliptique , en admettant les présomptions, il admet *à fortiori* la preuve testimoniale.

Il résultera de l'article ainsi entendu que la preuve par témoins sera bien admissible *contre un acte* dans le cas de dol ou de violence, qui n'est qu'un dol plus grave ; mais non dans le cas d'*erreur* : ce qui nous semble juste , car l'erreur se constate par la représentation de l'objet dont la substance est comparée avec ce qui est porté dans l'acte. S'il y a dénégation de l'identité des objets, nous retombons dans le cas du dol ; ou bien l'avantage reste à celui qui se prévaut de l'acte.

Autrement il serait assez facile de faire rescinder un contrat en alléguant par témoins que l'on a entendu faire porter son consentement sur telle *substance* et non sur telle autre.

Quoi qu'il en soit, il reste certain pour nous que la preuve testimoniale est toujours admissible en cas de dol.

SECTION IV. — DE L'AVEU DE LA PARTIE.

1354. = L'aveu extra-judiciaire est cité simplement dans l'article 1354, mais n'est point régi par cette section.

L'aveu extra-judiciaire est un terme général qui peut embrasser tous les actes, tous les écrits, toutes les déclarations verbales : en ce sens, toutes les preuves dont nous avons parlé ne seraient que des aveux extra-judiciaires plus ou moins complètement constatés.

1355. = Les articles 1354 et 1355 semblent, avec Pothier et Dumoulin, restreindre cette expression *aux confessions de la dette que fait le débiteur dans une conversation, soit par une lettre missive, ou qui se trouvent incidemment dans quelque acte qui n'a pas été passé exprès pour cela*, n°. 801 ; ce qui, au surplus, n'est qu'une simple définition de mots, sans conséquence, puisque l'aveu extra-judiciaire n'est pas régi par des dispositions spéciales.

1356. = L'art. 1356, relatif à l'aveu judiciaire, lui accorde pleine foi, mais sans *division*.

Le principe de l'indivisibilité absolue de l'aveu est juste ; autrement l'homme de bonne foi serait dupe de sa loyauté, si l'on pouvait diviser le fait de l'obligation de celui du paiement. Supposez un emprunt fait et remboursé sans écrit de part et d'autre ; le demandeur pourrait faire avouer le fait de l'obligation, et forcerait celui qui aurait fait cet aveu à payer deux fois, en niant lui-même le fait du paiement.

C'est là ce que n'a pas voulu l'art. 1356 ; aussi faut-il remarquer que l'indivisibilité de l'aveu n'a lieu que quand il s'agit de donner *pleine foi* contre la partie à la déclaration qu'elle a faite.

Mais les réponses, telles qu'elles résultent de l'interrogatoire sur faits et articles, peuvent aussi servir au juge d'élémens de présomptions graves, précises, concordantes ; dans ce cas, il nous semble que *les déclarations* peuvent se DIVISER, selon que les faits sont eux-mêmes distincts. « On ne fait subir l'interrogatoire que pour tirer à son profit quelques » preuves ou présomptions des aveux que la partie interrogée fera, ou » des contradictions dans lesquelles elle tombera, *ut confitendo vel mentiendo se oneret.* [*L. 4, ff. de Interr. injur. fac.* — Poth., n°. 826.]

Cette présomption sera plus ou moins grave, selon que la déclaration aura porté, ou sur le droit lui-même, ou sur les faits constitutifs de ce droit, ou simplement sur les circonstances qui ont accompagné le fait de l'obligation. Pierre a-t-il emprunté 1000 francs à Paul? Oui, mais il a payé *il y a plus de trois mois.* Aveu du fait, dénégation du droit.

Si Paul représente une lettre de Pierre écrite depuis *moins de trois mois,* par laquelle celui-ci se reconnaissait débiteur et demandait un délai, pourra-t-on se prévaloir de l'aveu de la dette malgré l'allégation restrictive du paiement dont la fausseté est prouvée? Oui, selon Pothier et Pigeau. [Poth., n°. 827.— Pig., tom. I, pag. 238.] Non, répondent d'autres auteurs, l'article 1356 n'admet pas d'exception à l'indivisibilité de l'aveu.

Notre observation semble concilier ces deux opinions : sans doute l'aveu ne sera pas divisé, dans le sens de l'article 1356, pour faire *pleine foi;* mais le fait de commencement de preuve par écrit permettra de voir dans les diverses réponses des présomptions qui feront condamner la partie prise en flagrant mensonge.

L'aveu judiciaire ne peut être révoqué que par suite d'une erreur de fait, et non sous le prétexte d'une erreur de droit. Si l'héritier assigné reconnaît le legs provenant d'un testament vicieux dans la forme, sans opposer la nullité, il ne pourra se prévaloir plus tard de cette nullité : *nemo jus ignorare censetur.*

L'aveu judiciaire étant une preuve ne peut naturellement avoir lieu lorsque la loi dénie la preuve, c'est-à-dire lorsqu'il existe une présomption *juris et de jure. Frustrà probatur quod probatum non relevat.*

Ainsi, la loi n'admettant pas de preuve contre le moyen tiré de la prescription, on ne sera pas admis à faire interroger sur la réalité de l'extinction de la dette. De même pour le serment, et si l'article 2275 admet le serment contre certaines prescriptions particulières, c'est précisément par une disposition qui le réserve. [Art. 2275, C. civ.; 189, C. comm.]

Mais ce n'est pas toujours parce qu'elle n'admet pas de preuve contraire que la loi dénie l'action, c'est aussi parce qu'une demande n'est pas appuyée de preuves légales, par exemple s'il n'a pas été passé acte d'une obligation au-dessus de 150 francs; dans ce cas, l'aveu et le serment rendent l'action recevable.

Enfin, lorsqu'une présomption légale annule un acte, on peut toujours interroger ou déférer le serment sur l'obligation qui est indépendante de l'acte.

Dans ces diverses hypothèses, la présomption légale de l'art. 1352 se trouve donc modifiée par l'aveu ou le serment [Art. 1352].

SECTION V. — DU SERMENT.

1357, 1369. = Le fait du serment n'est en lui-même qu'un aveu judiciaire plus solennel, dont la forme n'est pas toujours déterminée et varie selon les consciences, même selon l'objet pour lequel il est prêté. Si un acte est attaqué pour dol par la voie civile, les témoins, sous peine de nullité, jureront *de dire la vérité*; si c'est au criminel ils jureront de dire *toute la vérité, rien que la vérité*. [Art. 262.; Cod. pr., art. 155.] Les jurés jureront et promettront *devant Dieu et devant les hommes*. [Article 312, Inst. cri.] Pour le chef du jury le serment différera encore et sera plus solennel; le chef du jury se lèvera, et, la main placée sur son cœur, il dira : *sur mon honneur et ma conscience, devant Dieu et devant les hommes*. [Art. 348, Inst. cri.]

Autrefois les sermens prenaient leurs symboles dans les pratiques de l'Église romaine, on jurait en présence des divers objets sacrés.

Quelquefois aussi le symbole se liait aux mœurs du temps : Les Francs juraient sur leurs épées nues, les femmes par leur sein. Chez les Francs ripuaires, celui qui voulait défendre sa liberté ou un droit d'hérédité, jurait dans une église avec six jurés. Le quatrième concile d'Orléans défendit de jurer sur la tête des bestiaux, etc. [*Voir* Dissertation sur les cérémonies symboliques usitées dans l'ancienne jurisprudence française.]

Enfin, les images du *Christ*, naguère placées dans tous nos tribunaux, offrent un dernier exemple de la partie symbolique du serment.

Sous le rapport judiciaire, le serment ne consiste dans aucune de ces formalités. La jurisprudence a établi, avec raison, qu'il n'était même pas nécessaire *de prendre la Divinité à témoin*; par exemple, qu'une affirmation *ex fide viri boni* suffisait pour les anabaptistes. [*Voir* Arrêts en cassation des 28 mars et 12 juillet 1810.]

Qu'est-ce donc que le serment judiciaire ? C'est, comme l'aveu, une déclaration; mais son caractère distinctif, c'est qu'alors cette déclaration repose sur la convention sous-entendue par la loi, de tenir le fait avoué ou nié pour constant entre les parties. Déférer le serment, c'est demander à la conscience de l'adversaire une déclaration de laquelle dépendra le sort du procès. L'aveu ne fait foi que contre celui qui confesse, le serment fait preuve en faveur de celui qui le prête.

Cette convention *tacite*, dans le cas de serment judiciaire, peut être expresse comme transaction, et être régie par la volonté des parties dans le cas de serment extra-judiciaire ou *conventionnel*.

Bien que les formes ne soient pas constitutives du *serment judiciaire*, et que la partie religieuse ne soit qu'accessoire, cependant, comme la convention *tacite* suppose *quod plerumque fit*, nous pensons qu'il serait juste, lorsque la partie qui a *déféré* ignore la différence de religion, de lui permettre de se rétracter si l'adversaire refuse de prêter le serment dans la forme ordinaire. [Art. 1634. *Argum. ex L.* 3, *in fine*, *ff. de jure jurando*].

Les effets du serment décisoire *déféré* ou *référé*, du serment *déféré d'office*, *supplétoire*, sont précisés par le Code.

Le serment décisoire a toute la force d'une présomption *juris et de jure*, contre laquelle aucune preuve n'est admissible.

Le serment déféré à la caution libère le débiteur principal, parce que ce serment équivaut à un paiement, et que le paiement libère le débiteur principal; mais le serment déféré par l'un de plusieurs créanciers solidaires ne libère celui-ci que pour la part de ce créancier, contrairement à l'opinion de Pothier, dont on a dû s'écarter, puisque le Code avait déjà rejeté celle à laquelle elle se lie, en statuant sur la remise de la dette par un des créanciers solidaires. [Art. 1198].

Le serment *supplétoire* ou *supplétif* n'a lieu que lorsque la demande *n'est pas pleinement justifiée et qu'elle n'est pas totalement dénuée de preuves;* remarquons le vague de ces expressions : c'est aux juges à apprécier les circonstances. Les *déclarations* faites aux termes des art. 1781, 1924 C. c., ne sont pas précisément des sermens (se rappeler aussi les art. 1715, 1716).

Enfin remarquons que la foi absolue due au serment se combine difficilement avec la poursuite supposée par l'article 366 du Code pén: « Celui à qui le serment aura été déféré ou référé en matière civile, et » qui aura fait un faux serment, sera puni de la dégradation civique. »

Ainsi, lorsqu'il s'agit de la preuve d'une obligation ou d'un paiement, les idées judiciaires tourneront successivement dans le cercle que nous venons de parcourir, et selon l'ordre de notre chapitre vi.

L'on se reportera d'abord aux actes revêtus des formes ou conditions déterminées par la loi ; à leur défaut, l'on aura recours aux témoins si la matière le permet, puis aux différentes présomptions, ou bien l'on invoquera l'aveu de la partie. Enfin, l'équité légale offrira un dernier moyen dans la faculté illimitée d'exiger ou de subir le serment *décisoire*, et dans le pouvoir accordé au juge d'en appeler d'office dans certaines circonstances, à la conscience du plaideur.

A la première *lecture*, cette partie importante de notre législation paraît simple et claire ; mais nous avons entrevu combien de difficultés sérieuses naissent à mesure que l'on veut développer les effets de chaque article, surtout si l'on cherche à combiner les titres entre eux ; alors, ce qui ne paraissait qu'accessoire devient un point principal, et les controverses les plus graves s'élèvent entre les diverses Cours et les divers auteurs sur l'ensemble des actes et des preuves.

www.ingramcontent.com/pod-product-compliance
Lightning Source LLC
Chambersburg PA
CBHW071253130726
47998CB00003B/1177